CON GRIN SUS CONOCIMIENTOS VALEN MAS

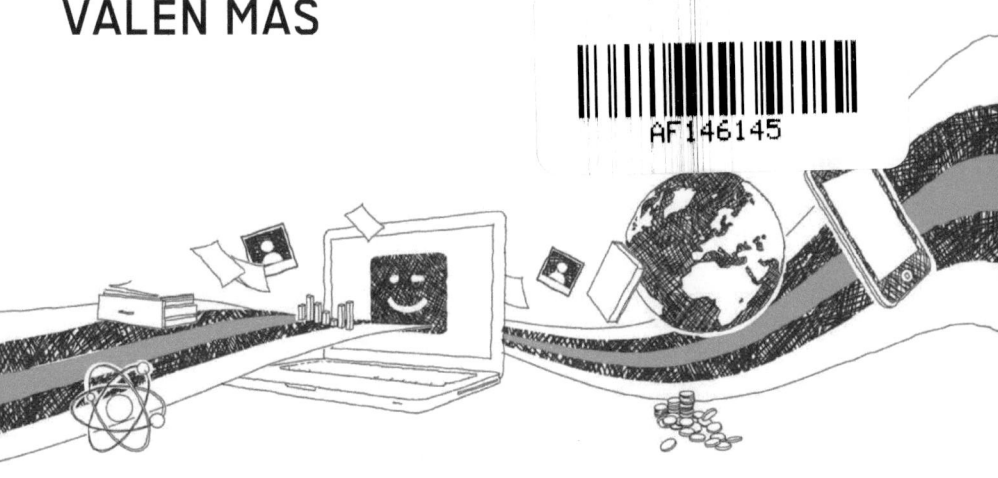

AF146145

- Publicamos su trabajo académico, tesis y tesina

- Su propio eBook y libro - en todos los comercios importantes del mundo

- Cada venta le sale rentable

Ahora suba en www.GRIN.com
y publique gratis

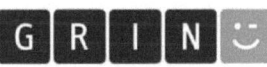

Bibliographic information published by the German National Library:

The German National Library lists this publication in the National Bibliography; detailed bibliographic data are available on the Internet at http://dnb.dnb.de .

Imprint:

Copyright © 2005 GRIN Verlag
Print and binding: Books on Demand GmbH, Norderstedt Germany
ISBN: 9783668721074

This book at GRIN:

https://www.grin.com/document/428144

Manuel Medina Suárez

Resultados de la nasofibrolaringoscopía video-asistida

GRIN Verlag

GRIN - Your knowledge has value

Since its foundation in 1998, GRIN has specialized in publishing academic texts by students, college teachers and other academics as e-book and printed book. The website www.grin.com is an ideal platform for presenting term papers, final papers, scientific essays, dissertations and specialist books.

Visit us on the internet:

http://www.grin.com/

http://www.facebook.com/grincom

http://www.twitter.com/grin_com

MINISTERIO DE SALUD PÚBLICA

FACULTAD DE CIENCIAS MEDICAS "Dr. ZOILO E. MARINELLO VIDAURRETA"

HOSPITAL "Dr. ERNESTO GUEVARA DE LA SERNA"

Título: Resultados de la nasofibrolaringoscopía video-asistida en pacientes portadores de disfonía crónica.

Autor Dr. Yusbeny Pérez Tarife *

* **Residente de 3er año de Otorrinolaringología**

** **Especialista de 2do Grado en Otorrinolaringología
Diplomado en Cabeza y Cuello, Profesor Instructor.**

*** **Doctor en Ciencias. Investigador Titular. Profesor Titular.
Especialista de 2do Grado en Otorrinolaringología. Diplomado
en Cirugía de Cabeza, Cuello y Microcirugía.**

TRABAJO DE TERMINACIÓN DE RESIDENCIA PARA OPTAR POR EL TÍTULO DE
ESPECIALISTA DE PRIMER GRADO EN OTORRINOLARINGOLOGÍA

"AÑO 49 DE LA REVOLUCIÓN"

2007

DEDICATORIA

- A mi madre, a la que nunca defraudaré.
- A mi esposa, fiel compañera e inseparable amiga.
- A la revolución cubana, por mi formación.
- A mi hijo, quien aunque no está presente es causante de todos mis esfuerzos.
- A mi amiga incondicional.

PENSAMIENTO

Si piensas que estás vencido, vencido estás

si piensas que no te atreves, no lo harás

si piensas que te gustaría ganar, pero no puedes,

no lo lograrás

si piensas que perderás, ya has perdido

porque tarde o temprano, el médico que gana.....

es aquel que cree poder hacerlo.

Dr. Christian Barnard

AGRADECIMIENTOS

A la Doctora María Elena González Santana, especialista en 1er Grado en Otorrinolaringología, por haber contribuido enormemente a mi formación profesional y a la realización de este trabajo.

Al Dr. Manuel Medina Suárez, especialista de 2do Grado en Otorrinolaringología, tutor de este trabajo.

AL Dr.C. Jorge Santana Álvarez, especialista de 2do Grado en Otorrinolaringología, por su valiosa contribución.

A la Dra. Carmen Comas, especialista en 1er Grado en Otorrinolaringología, quien con su decisivo aporte contribuyó en mi formación.

A los Doctores Israel Tamayo, Caridad Estrabao, Gladys Álvarez, Idalmis García, María Teresa Alonso, Rafael Alberto Durañona, Martha Borges y a mis compañeros de residencia, de quienes recibí constantes enseñanzas en estos años de estudios.

No quiero terminar sin mencionar a todas aquellas personas que con infinito amor y dedicación han contribuido en la realización de este trabajo, son ellos:

Mariela Iglesias, Rodolfo León Jiménez, Neysa Oro, Lizandra Betancourt, Adela Gómez y a mi familia.

A todos ellos mi eterno agradecimiento.

Dr. Y.P.T

INDICE

RESUMEN

Se realizó un estudio transversal de tipo observacional con el objetivo de describir los resultados de la Nasofibrolaringoscopia video-asistida en pacientes con Disfonía Crónica, que acudieron a la consulta especializada de cabeza y cuello del Hospital Provincial Clínico-Quirúrgico Docente "Dr. Ernesto Guevara de la Serna", en la provincia de Las Tunas, en el período comprendido de diciembre de 2005 a diciembre de 2006. El universo lo conformaron 40 pacientes escogidos por el método aleatorio simple. Existió predominio del sexo masculino, pacientes con rasgos europoide y el grupo de edad comprendido entre 40 y 59 años. Los hábitos de tabaquismo y alcohol fueron los más frecuentes, así como la utilización inadecuada de la voz. Los signos no mostraron diferencias con lo descrito en la bibliografía consultada. Las principales afecciones laríngeas encontradas fueron: el cáncer y la laringitis crónica. Existió un mínimo de complicaciones del proceder. En el desarrollo de la investigación se dan a conocer elementos que demuestran la importancia de la utilidad de esta práctica.

INTRODUCCIÓN

El interés de visualizar estructuras internas del cuerpo humano como la laringe, se remonta a la primera mitad del siglo XIX, cuando Bozzini, Babington, Liston, García y otros, intentaron ver la laringe con un espejo, valiéndose de la luz solar o artificial. Luego los trabajos de Czermak, Turck, Mac Kengie, llegaron a demostrar que el método de la laringoscopia indirecta es un proceder práctico para inspeccionar los elementos anatómicos y funcionales de la laringe (1), (2), (3), (4).

Una segunda fase en el desarrollo Científico-Técnico de la laringología comenzó con Kirstein, Killian y Burnings, al desarrollar instrumentos para efectuar la laringoscopia directa, mostrándose más tarde un gran impulso con el inminente endoscopista Chevalier-Jackson, quien fabricó un instrumento con iluminación distal, propiciando así; que se desarrollaran intervenciones quirúrgicas endolaríngeas, las que ampliaron su espectro luego con el uso de la anestesia general (3), (4), (5).

La necesidad de perfeccionar los instrumentos endoscópicos para visualizar la laringe, ha sido una preocupación hasta la actualidad. El beneficio del aporte de los trabajos del físico británico H. Hopkins, fue notorio al introducir los principios de la fibra óptica en endoscopios, descubrimiento que fue introducido en la práctica por Ikeda y Hirschowitz.
Otras técnicas instrumentadas como la micro laringoscopia y microcirugía endolaríngea, fueron procederes especializados por Kleinsasser y Jakes Strong, brindando nuevos matices a las posibilidades diagnósticas y terapéuticas de estos métodos (6), (7).

En Europa Oscar Kleinsasser de Marburg, Alemania; realizó un serio trabajo al visualizar los cambios finos del epitelio de las cuerdas vocales, adquiriendo mayor importancia desde el punto de vista semiológico. Este procedimiento se acompañó además del uso de la magnificación en la imagen del campo quirúrgico por medio de los microscopios, al cual se adaptaron cámaras fotográficas con visión telescópica, cinematografíca y estroboscópica; además de utilizar con certeza las biopsias orientadas, para la detección precoz de cambios epiteliales, tipo tumorales y la fonocirugía (7), (8).

La video-laringoscopia constituye una documentación videográfica del examen laringoscópico a través de una videocámara, acoplada al nasofibroscopio flexible, técnica introducida por Sawashima y Hirose en 1968, este proceder es muy útil y práctico, permitiendo evaluar a pacientes post-laringectomizados, disfonía espástica, intubaciones endotraqueales con dificultad, estadios iniciales de tumoraciones laríngeas malignas, enfermedades inflamatorias, malformaciones y tumoraciones benignas de la laringe (8), (11).

En Cuba luego del triunfo de la Revolución en el año 1959, ocurrieron una serie de transformaciones en el Sistema Nacional de Salud (SNS), y en todas   las especialidades médicas, propiciando una interrelación entre los diferentes niveles de salud (Primaria –Secundaria –Terciaria).

En la Especialidad de Otorrinolaringología, se comenzó a desarrollar un programa nacional, introduciendo la técnica de la endoscopia, broncoscopia y esofagoscopia flexible, en todas las provincias, siendo centro de referencia nacional el Centro de Investigaciones Médico-Quirúrgicas (CIMEQ) y el Hospital "Hermanos Amejeiras" de Ciudad de la Habana (9), (10).

En el Hospital Provincial Docente "Dr. Ernesto Guevara de la Serna" existen servicios de broncoscopia y esofagoscopia flexible. En el año 2002 comenzó a funcionar un equipo multidisciplinario de Cirugía de Cabeza y Cuello, el cual introdujo el uso del nasofibroscopio flexible, (Olympus ENF - P3) con su fuente de luz de Xenon (Olympus) mediante la colaboración con el centro provincial de cirugía endoscópica de la misma institución, se acopló al video adaptador (SONY) conectado a monitor y video casetera SONY, grabándose la endoscopia de paciente con disfonía en las cintas magnéticas VHS, con fines de mejorar la precisión diagnóstica (10), (13).

Se denomina disfonía a la alteracion de la voz, que constituye uno de los síntomas más frecuentes que aquejan los pacientes con afecciones Otorrinolaringológicas, sea de causa funcional u orgánica (14).

8

La evaluación de los pacientes con disfonía, se ha llevado sistemáticamente por el método de la laringoscopia indirecta, con un espejillo laríngeo, requiriendo la cooperación del paciente, puesto que sin una relajación eficiente y fonación, no se lograría una observación indirecta útil de las estructuras laríngeas. Además con las desventajas de contraindicaciones en caso de disfunción de la articulación temporomandibular, trismo, glositis-glosoptosis, pacientes pícnicos obesos, trastornos de la columna cervical (espondilolisis, espondilolistesis, fijación de cuerpos vertebrales, lordosis cervical), que de una manera u otra impiden la observación directa bajo anestesia y sentado, por laringoscopia indirecta (15).

Es aquí donde el método de nasofibrolaringoscopia video-asistida, ayuda a excluir todas estas contraindicaciones, precisando ser un método fácil, accesible, tomando como ventajas las siguientes: por ser práctico, sencillo, de proceder en la misma consulta, con preparación mínima para los pacientes, anestesia local y tópica, es de gran valor en el diagnóstico funcional de los trastornos de la voz, respiración, fonación, esfuerzo glótico, en el canto, cierre y apertura de la deglución, pudiendo demostrarlo con efectividad (16), (17).

Existen otras aplicaciones diagnóstica a través del método flexible como es la citología exfoliativa, tinción con azul de toluidina a las lesiones premalignas de las cuerdas vocales, como son las leucoplasias (18); biopsias orientadas por ponches, instilación de sustancias terapéuticas, estudios de deglución video - endoscópica en pacientes con enfermedades neurológicas (19) y como método objetivo para realizar estudios electromiográficos (20).

Motivado por la incidencia de las afecciones laríngeas en nuestra provincia, nos interesamos en la generalización de esta técnica, en los pacientes de la esfera de ORL portadores de Disfonía Crónica.

OBJETIVOS

General:

Describir los resultados de la Nasofibrolaringoscopia video-asistida en pacientes portadores de una Disfonía Crónica.

Específicos:

1. Precisar afecciones encontradas en la Nasofibrolaringoscopia video-asistida en los pacientes portadores de Disfonía Crónica según variables de caracterización clínica y biológica: edad, sexo, color de la piel, factores predisponentes y signos.

2. Identificar las principales complicaciones del proceder endoscópico.

MATERIAL Y MÉTODO

CARACTERIZACIÓN DE LA INVESTIGACIÓN.

Se realizó un estudio transversal de tipo observacional a los pacientes atendidos en el Servicio de Otorrinolaringología en la consulta especializada de cabeza y cuello del Hospital Provincial Docente Clínico-Quirúrgico "Dr. Ernesto Guevara de La Serna" de Las Tunas, para determinar el comportamiento de las variables asociadas a la Disfonía Crónica.

El universo estuvo conformado por 40 pacientes que acudieron a la consulta especializada de cabeza y cuello del Hospital Provincial Docente Clínico-Quirúrgico "Dr. Ernesto Guevara De La Serna", los presentaban una Disfonía Crónica durante el período comprendido desde el 1ro de diciembre de 2005 al 1ro de diciembre de 2006.

Criterios de Inclusión:

Pacientes mayores de 18 años, portadores de una Disfonía Crónica (Considerada la Disfonía de más de 3 semana de evolución); que acudieron a consulta especializada de Cabeza y Cuello.

Criterios de Exclusión:

Reacciones adversas a los anestésicos locales.

Pacientes que se negaron o no cooperaron a la ejecución del proceder.

METÓDICA

I. Para identificar el objetivo número 1, procedimos a:

Realizar una nasofibrolaringoscopia video-asistida a cada paciente.

Técnica de la nasofibrolaringoscopia flexible video-asistida:

Informado el paciente, con previo consentimiento y explicación del proceder, se realiza una pre-medicación con 1 tableta de fenobarbital (100 mg), a las 9:00 PM, el día antes y a las 6:00 AM, del día de la ejecución del proceder.

Se efectúa en el salón de cirugía endoscópica, cumpliendo las normas de asepsia y antisepsia (que incluye ropa y material estéril) para médicos, pacientes y personal paramédico. Paciente sentado con extensión del mentón, se anestesian con Xylocaína al 10 % (spray) ambas fosas nasales con dos o tres aplicaciones, para mejor permeabilidad, luego se lubrica el nasofibroscopio con Xylocaína, se colocará al adaptador de la cámara de video conectada a los monitores y el grabador con la cinta preparada para grabar al efecto. Se adaptará el tramo de goma de succión al fibroscopio y se colocará gentilmente en la fosa nasal más permeable una vez encendida la fuente de luz, deslizándolo gradualmente a través de la cavidad nasal hasta la nasofaringe contra lateral, se desplaza por orofaringe lentamente hasta localizar la epiglotis, de inmediato se visualizará el vestíbulo laríngeo y cuerdas vocales. Si el lente se empaña con mucus, se orienta al paciente que deglute suavemente varias veces y se aspira.

Una vez visualizada en los monitores la laringe con una adecuada imagen, se procede a grabar en cinta VHS, induciendo a la respiración, fonación, esfuerzo glótico, cierre, deglución, repasando gentilmente todos los detalles anatómicos. Según el sexto paso de Jackson, para realizar la laringoscopia indirecta, observando de manera sistemática se aprecian las partes anatómicas y se analiza su adecuado funcionamiento.

Los puntos que indica Jackson son:

1. Borde libre de la epiglotis.
2. Superficie posterior de la epiglotis.
3. Pliegue glosoepiglótico derecho.
4. Pliegue glosoepiglótico izquierdo.
5. Apófisis aritenoidea derecha.
6. Apófisis aritenoidea izquierda.
7. Banda ventricular derecha.
8. Banda ventricular izquierda.
9. Silueta glótica.
10. Cuerda vocal derecha.
11. Cuerda vocal izquierda.
12. Comisura anterior.
13. Comisura posterior.
14. Pared anterior de la tráquea.
15. Las observaciones precedentes se realizaron sin indicar al paciente que haga nada, a fin de observar las condiciones durante loa respiración tranquila ahora indíquese al paciente que haga inspiración profunda.
16. Movimiento del aritenoide derecho.
17. Movimiento de la cuerda vocal izquierda.
18. Movimiento del aritenoide izquierdo.
19. Indíquese al paciente que diga eeee y repítase las cuatro precedentes.
20. Repítase el fonema i durante una fonación.

En los casos de tumoración maligna se procederá a la toma de biopsia o cepillado con pinzas colocadas a tal efecto.

Para caracterizar la población objeto de estudio, procedimos a:

1- Clasificar a los pacientes en grupos de edades:

- 19-39 años
- 40-59 años
- 60 y más

2- Precisar en cada caso el sexo:

- Masculino

- Femenino

3- Precisar el color de la piel:

- Europoide

- Negroide

- Negroide -europoide

Como en Cuba las razas están mezcladas lo que se define son los rasgos, pues puede haber un blanco de piel que sea hijo de negro y nariz ñata y pelo malo. Por tanto lo que se recoge es: negroide, negroide - europoide y europoide

4- Determinar los factores predisponentes:

- Profesionales de la voz

- Trabajadores de fábricas expuestos a sustancias tóxicas o ruido intenso.

- Hábitos Tóxicos

  ➢ Fumadores

  ➢ Ingestión de bebidas alcohólicas

- Identificar las enfermedades(patologías)de vecindad

  ➢ Sepsis Oral

  ➢ Rinopatía Alérgica

  ➢ Reflujo Gastro-Esofágico

  ➢ Sinusopatía

  ➢ Otras.

5- Para describir los signos más frecuentes, procedimos a:

1- Realizar un examen físico minucioso a todos los pacientes.

II. Para precisar el objetivo número 2 procedimos a:

Identificar en el transcurso de la nasofibrolaringoscopia video-asistida la presencia de complicaciones:

- Anestésicas
- Traumáticas
- Hemorrágicas
- Infecciosas

TÉCNICAS Y PROCEDIMIENTOS:

Se llevó a cabo una exhaustiva revisión bibliográfica del tema objeto de estudio, acorde con los objetivos trazados en los libros de textos, revistas, traducciones, etc. A partir de la cual confeccionamos un formulario (Ver anexo I), para lo cual usamos como fuente secundaria las Historias Clínicas de los pacientes. Otras formas de recolección de la información fueron el interrogatorio y la observación directa a cada uno de los enfermos.

PROCESAMIENTO Y ANÁLISIS:

Una vez recopilados los datos, fueron procesados por métodos computarizados mediante estadísticas descriptiva, con distribución de frecuencias y por cientos, se hizo un análisis descriptivo de cada una de las variables planteadas previa revisión de las encuestas con la finalidad de detectar posibles omisiones o duplicidades en la interpretación de los datos, los que posteriormente se llevaron a cuadros de vaciamiento procesados, una vez obtenida la información se introdujo en una base de datos.

ANÁLISIS Y DISCUSIÓN

La nasofibrolaringoscopia es un método seguro de diagnóstico para pacientes de todas las edades realizado por el médico otorrinolaringólogo, capaz de detallar el examen de las vías aéreas superiores, realizado de manera ambulatorio, y esencial para alteraciones en la fonación, deglución y respiración (21), (22).

Los resultados de la nasofibrolaringoscopia se muestran en la tabla No 1, en la que se aprecia que el cáncer mostró mayor incidencia dentro de las afecciones laríngeas con 19 pacientes (47.5%), seguido de las Laringitis Crónicas en 6 casos (15%), parálisis recurrencial y pólipos de cuerdas vocales con 4 casos cada una para un 10%, los nódulos de cuerdas vocales, la leucoplasia, la papilomatosis, el mixedema, los quistes y las úlceras de contacto, solo se observaron en un caso en cada una de ellas, lo cual evidencia la utilidad de este examen en el diagnóstico de certeza de disímiles afecciones, con lo cual además podemos realizar toma de biopsia para poder obtener la correlación clínico-patológica, cepillado, exéresis de lesiones, aplicación terapéutica, método que permite observar la eficacia de una rehabilitación logopédica, de confianza de cara al paciente, ya que entiende muy bien el porque del tratamiento. Es un examen que no debe de faltar en todo paciente con trastorno de la voz, por su precisión y rapidez (23), (24), (25), (26), (27).

Manrique en su investigación pudo verificar la aplicación de este método a 137 niños entre 4 meses y 14 años durante la deglución, demostrando ser un medio seguro para realizar en los pacientes de edad pediátrica y permitiendo una validación objetiva durante la fase faríngea de la deglución (28).

Se reportan en la bibliografía internacional numerosos estudios que destacan el valor diagnóstico y terapéutico en Amiloidosis Laríngea, Laringocele mixto, Síndrome de respiración bucal y la evaluación preoperatorio con compromiso Laringotraqueal (29), (30), (31), (32).

15

En la tabla No 1A, se refleja las afecciones encontradas a la nasofibrolaringoscopia video-asistida en relación a los grupos etéreos, predominando el cáncer de laringe en 12 casos (63.1%) y el grupo comprendido entre 40 y 59 años.

Coincidiendo entre los rangos de edades que se presentan las afecciones malignas de la laringe (33).

Rothman relaciona en su estudio la incidencia máxima en la 7ma década de vida (34).

Presentándose en otros estudios resultados similares como Miguel García (35) y otros autores (36), (37).

Harrison, plantea que la mayoría de los cánceres de cabeza y cuello se inician después de los 50 años, así como Martínez Berganza y col., quienes en España encontraron una edad media de 59 años (38), (39).

Corresponde resultados similares con nuestro estudio a los llevados a cabo en España demostrando en su investigación la incidencia considerable a partir de los 45 años (40).

En nuestra provincia se relaciona una incidencia de esta afección hacia la 5ta y 6ta décadas de vida. (10).

En frecuencia de aparición se encontró la laringitis crónica con 4 casos (33.3%) en la edad comprendida entre 19 y 39 años.

Coincidiendo con la literatura revisada, autores como Martin y Wolfe, afirman que tener más de 35 años de edad constituye un factor de riesgo biológico para padecer esta afección (41), (42).

En estudios realizados en nuestro país en conjunto MINTRAB-MINSAP, se encontró una alta incidencia en edades laboralmente activa entre la 2da y 3ra décadas de vida (43).

Los pólipos, nódulos, quistes laríngeos y úlceras de contacto su aparición oscila entre los 30 y 40 años, la parálisis recurrencial a cualquier edad, el mixedema de cuerda vocal entre la 5ta y 6ta década de vida, coincidiendo en nuestro estudio con lo con lo planteado por el Dr. Mario Aguilera, no siendo así la papilomatosis laríngea que es el tumor más frecuente en la infancia entre los 2 y 14 años aunque conocemos de la existencia en la edad adulta como ocurrió en nuestra investigación (44).

En relación a las afecciones encontradas a la nasofibrolaringoscopia video-asistida con el sexo reflejado en la tabla 1B, obsérvese, el predominio del masculino en el cáncer de laringe con 14 casos (53.8%). En España en un estudio realizado el cáncer mostró una afectación mayor en el sexo masculino (40).

Coincidiendo nuestra investigación con Martin que encontró en su estudio mayor porcentaje en el sexo masculino (42).

Estudios realizados en La Habana sobre la variante sexo mostraron un predominio del sexo masculino en relación al femenino (45).

Song F. y colaboradores en china, observaron un predominio del sexo masculino en un 87%; Severi G. en 1999, reportó en su estudio un predominio del sexo masculino en un 84%, lo cual se corresponde en los hallazgos de Ogata A. y Col, en Yokohama (46), (47). Wynder y cols observaron una relación 4,6:1 en la variable hombre -mujer (33).

Relacionado al sexo, el predominio de los hombres parece estar en relación con una mayor frecuencia de hábitos tóxicos.

En orden de frecuencia aparece la laringitis crónica con 4 casos (28.5%) con su mayor afectación en el sexo femenino, coincidiendo nuestro estudio con Wolfe, que describe en su muestra el predominio del sexo femenino en un 80% (41).

Existen condiciones personales que favorecen la aparición de esta afección sobre todo en la mujer, considerando que es la que se más se expone a los hábitos vocales defectuosos, que trae como consecuencia las inflamaciones laríngeas prolongadas en el tiempo, describiéndose la aparición de nódulos de las cuerdas vocales, coincidiendo con Horacio en su estudio la aparición de esta afección en el sexo femenino (48).

Resultó importante relacionar el color de la piel, gráfico No1.

Apréciese el predominio de pacientes de rasgos europoides 22 (55%), las cifras de negroides-europoides fue de 10 (25%), y la de negroides sólo de 8 (20%).

En la totalidad de la literatura revisada se plantea que el color de piel no es un factor que favorece la aparición de la disfonía.

En estudios realizados en la provincia de Camaguey se encontraron resultados similares, con predominio de la raza blanca (45).

En países desarrollados como los Estados Unidos se observó que la raza negra tenía un mayor riesgo de padecer enfermedades laríngeas (49), estas personas son marginadas y tienen condiciones de vida deficientes que los obligan desde edades tempranas a la adicción a diferentes tóxicos.

El predominio de estas afecciones en nuestra provincia, perteneciente a un país donde el color de la piel no determina el status social del hombre, ni sus condiciones de vida, pudiera estar relacionado con la composición étnica.

En la tabla No 1C aparecen los resultados de la nasofibrolaringoscopia video-asistida relacionado con los factores predisponentes más importantes, por orden de frecuencia, fueron los hábitos tóxicos, tales como el alcohol, el tabaquismo y la profesión predominaron.

En correspondencia con los autores consultados, constituye el consumo de cigarrillos una de los factores más importantes que inciden en la aparición de las afecciones laríngeas (50).

Estudios realizados en España, señalan un predominio importante del consumo del tabaco el 91.44%, y el 63.39% de estos pacientes fumaban más de 20 cigarrillo diarios. Otros autores demostraron en sus trabajos que el 87.93 % de los pacientes con hábito de fumar y un 12% de abuso en la ingestión del alcohol eran factores de riesgos para adquirir una afección laríngea y sobre todo de tipo tumoral (39), (51), (52), (53).

Con el abuso del tabaco y la ingestión excesiva de bebidas alcohólicas aumenta el riesgo del cáncer de Laringe; los productos del alquitrán consumidos con el humo del cigarrillo, ocupan el primer lugar entre los factores causales. La opinión generalizada es que el alcohol no es un carcinógeno persé, pero si un potente cofactor de la carcinogénesis potencializado por el tabaco (50).

Rubiera y col. En Brasil en un estudio sobre el comportamiento del cáncer laríngeo en su país encontraron resultados similares a los nuestros (54).

García y col. En España en un estudio de 50 pacientes que presentaron cáncer de laringe tenían antecedentes de consumir más de 60 paquetes/año de cigarrillo (55).

Cohn y col. En su estudio demostraron que los individuos que presentaron laringitis crónica, nódulos de cuerdas vocales y disfonía funcional tenían antecedentes personales de enfermedades alérgicas e infecciosas de vías aéreas superiores, reflujo gastro-esofágico y trastornos emocionales e influyeron en la aparición de estas afecciones (56).

El hábito de fumar ocasiona un laringitis muy específica llamada mixedematosis, que a veces es un paso previo al cáncer de laringe al igual que para la leucoplasia laríngea (57).

La profesión que con mayor frecuencia estuvo en relación con la aparición de la disfonía crónica fueron los que estuvieron expuestos al abuso vocal por su profesión, la Sepsis Oral y el Reflujo Gastro-esofágico influyeron en la aparición de la disfonía, no menos importantes fueron la Rinitis Alérgica y la Sinusopatías, que en la literatura revisada y en varios trabajos nacionales e internacionales se refleja el efecto irritativo a la mucosa laríngea.

Numerosos autores encuentran la mayor incidencia en el abuso vocal, enfermedades inflamatorias por Reflujo Gastro-esofágico. En esta investigación la aparición de las afecciones responden a variables epidemiológicas relacionadas con la muestra teniendo en cuenta los criterios de inclusión, ya que los estudios se realizaron en consulta especializada de Cabeza y Cuello.

En cuanto a los signos clínicos, gráfico No 2, la presencia de adenopatías cervicales resultó ser la más frecuente con 13 (32.5%), seguido de ausencia de craqueo laríngeo con 9 casos para un 22.5%.

De todos es conocido, que el examen físico del paciente nos brinda una gran información; tanto de la anatomía de la laringe como de sus alteraciones mucosas, coincidiendo con lo referido por el profesor de canto Manuel García a finales del siglo XI (58), (59).

En la muestra analizada, los signos se aprecian en el Gráfico No. 2, se relacionaron con etapas avanzadas del Cáncer de laringe, donde la evolución natural de la enfermedad correspondió, a un grado de infiltración y diseminación de todas las estructuras endolaríngeas. Por demás se correlacionan las etapas avanzadas con la aparición de metástasis regionales. En relación con la invasión supraglótica varias series reportan entre 12% y 54% de metástasis regionales al examen físico (DeSanto et al; Johns et al; Shah and Tollefson) (60).

20

Con respecto a la localización glótica la incidencia es menos de un 8% en una serie importante (61). En cuanto a los tumores subglóticos la relación es entre 18% y 20% (McGavran et al) y los transglóticos pueden ser variables con alto riesgo y mal pronóstico. Muchos de los pacientes de este estudio presentaron invasión a espacio paraglótico y articulación cricoaritenoidea) (62).

En la tabla No 2, se relacionan las complicaciones existiendo una escasa frecuencia, luego de una revisión minuciosa encontramos que en el proceder de la nasofibrolaringoscopia video-asistida, el índice de complicaciones casi es nulo. En nuestro estudio sólo un caso presentó una epistaxis ligera anterior por lesión del área de Kisselbach, por la aplicatura de la porción distal del nasofibroscopio (63), (64).

Esto evidencia que este trabajo se encuentra en correspondencia con la literatura revisada, mostrando el dominio alcanzado por esta institución en la ejecución de esta técnica, propia de instituciones del primer mundo y que en nuestro país redunda en el mejoramiento de la calidad de vida de de los pacientes y expresa las bondades de nuestro sistema de salud.

CONCLUSIONES

Considerando nuestros resultados arribamos a las siguientes conclusiones:

1- Los hábitos tóxicos (alcoholismo, tabaquismo y la profesión) de los enfermos estudiados resultaron ser los factores predisponentes sobre todo en el sexo masculino y en el grupo etáreo de 40-59 años.

2- Los principales signos encontrados fueron la presencia de adenopatías cervicales y ausencia de craqueo laríngeo.

3- Las afecciones más comúnmente encontradas al examen nasofibrolaringoscópico fueron el Cáncer Laríngeo y la Laringitis Crónica.

4- La nasofibrolaringoscopia en manos expertas constituye un método diagnóstico – terapéutico que ofrece seguridad y un mínimo de complicaciones.

RECOMENDACIONES

De acuerdo con nuestros hallazgos recomendamos:

1. La utilización de la nasofibrolaringoscopia como un método eficaz en el diagnóstico de la Disfonía Crónica, por lo que se debe explotar al máximo su utilidad diagnóstica y terapéutica.

REFERENCIAS BIBLIOGRÁFICAS

1. Bozzine, P.G. Der LiehTheiter oder Beschreibung eirer einfachen Vorrichturg, und inrer Anwendung Zur Erleuchtung innerer, und Zwischenraume des lebenden arimaslechen Korpers. Weimar; 1907.

2. Babintong,BG. Glottiscope. London Med Gazzette. 1929; 3: 555

3. Brunings, W. Direet Laryngoscopy, Broncoscopy and Esophagoscopy Wiesbaden. Bergmann; 1910.

4. Czermak J. Contributiers to the examination of the larinx. Medical Weekly (Hungarian). 1859; 3: 120.

5. Bercé G. Chevalier Jackson lecture Analysis of new optical systems in bronchoesophagology. Ann Otol Rhinol Laryngol. 1974; 83: 423-427.

6. Kleinsasser O. Microlaryngoscopy and endolaryngiol microsurgery. Karl Storz. Germany; 2000.

7. Benjamin B. Tecnique of Laryngeal photography. Ann Otol Rhinol Laryngol. 1984; 93:109.

8. Saito S. Fokuda H, Kitahara S. Used Laryngotelescope. Laryngoscope. 1984; 94:1103.

9. Programa de Desarrollo 2000. Otorrinolaringología. La Habana: Ed: Científico Técnica; 1988.

10. Medina Suárez, M. Apertura de la Cirugía Oncológica de Cabeza y Cuello en Las Tunas. Rev. Electrónica de la Facultad de ciencias Médicas "Dr. Zoilo Marinello Vidaurrueta". 2005; Vol 27: 15-30.

11. Sawashima M, Hirose H. New Laringoscope Technique By Use The Fiber Optics, J Acaunt Soc Am 1968; 43: 168-169.

12. Yako GJ. Endoscopía Laríngea y Microlaringoscopía. Paparella MN y Shumrick DA. En Otorrinolaringología México: Interamericana. 1991; p 2389 – 2409.

13. Yanagisawa E, Calsen RD. Videolaryngoscophy and Laringeal Photography in Otolaryngologhy Head and Neck Surgery. Cummings New York: Ed Mosby 1993; p 1752 –1760.

14. Trastornos de la voz. [En línea]: www.educacioninicial.com/ei/contenidos/00/0450/491.ASP.

15. Willians GT, Farquhorsen IM, Anthony J: Fiberoptic laringoscopy in the assessment of laringeal disorders, J laringol otol.2004; 28:299-316.

16. Yanagisawa E: Vidoelaryngoscopy using low-cost home video system color camera, J Biol Photografic. 2005; 52: 9-14.

17. Diamante VG. Otorrinolaringología. B. Aires 2da. Ed: El País; 2004.

18. Strong, M. S., Vaugham, C. W., and Incze, J.: Toluidine Laryngol 91: 515-519.

19. Joao I. Nasofibrolaringoscopia en enfermedades neurológicas. Rev. Bras. Otorrinolaringol. Sept/Oct. 2003; Vol. 69, No 5, P. 636-642.

20. Hiroto, I., Hirano, M., Toyozumi, Y, Shin, T: Electromyographics Investigation of the intrinsic laryngeal muscles related to speech sounds. Ann Otol. 2005; 76: 861-873.

21. Diagnóstico de afecciones laríngeas por nasofibrolaringoscopia. [En línea]: http://www.aacd.org.br/hospital_espaco_nasofibro.asp.

22. Diagnóstico de afecciones laríngeas por nasofibrolaringoscopia. [En línea]: http://encolombia.com/otorrino27399suplemento-diagnostico.htm.

23. Utilidad de la nasofibrolaringoscopia. [En línea]: http://sisbib.unmsm.edu.pe/bibvirtual/Libros/neoplasias/2006

24. Valor terapéutico de la nasofibrolaringoscopia. [En línea]: http://www.nexusediciones.com/pdf/orldips2003_4/or-30-4-003.pdf

25. Valor diagnóstico de la nasofibrolaringoscopia. [En línea]:http://www.laringeyvoz.com/lesiones.htm-2005

26. Necesidad de la nasofibrolaringoscopia para el diagnóstico de afecciones laríngeas. [En línea]: http://www.laringeyvoz.com/Nasofibrolaringoscopia.htm-2002

27. Ventajas de la nasofibrolaringoscopia. [En línea]: http://www.sinfomed.org.ar/mains/infopaci/preven2.htm

28. Manrique, Dayse, MELO, Erich C. M. de and BUHLER, Rogério B. Nasoendoscopic evaluation of deglutition in children. Rev. Bras. Otorrinolaringol., Nov 2002; vol. 67, No. 6: p 796-801.

29. Amiloidosis laríngea. Reporte de un caso tratado exitosamente con nasofibrolaringoscopia. [En línea]: http://www.medigraphic.com/pdfs/iner/in-2004.

30. Nasofibrolaringoscopia para laringocele mixto, dos casos clínicos. [En línea]: www.nexusediciones.com 2006.

31. Nasofibrolaringoscopia en el síndrome de respiración bucal.2003. [En línea]: www.cyberpediatria.com/

32. La evaluación preoperatorio en el compromiso laringotraqueal. 2005. [En línea]: http//WWW.encolombia.com/medicina/cirugía.

33. Wynder. EL, Bross IJ, Day E: A study of environmental factors in Cancer of the larynx, Cancer 2004; 9:86.

34. Rothman KJ. Epidemiology of laryngeal cancer, epidemiol Rev 1980; 2:195.

35. Miguel Garcia F., Martinez Berganza. An Otorrinolaringol. Ibero Am. 2000; 27 (5): 427-36.

36. Disfonías. Causas. [En línea]: http//bvs.sld.cu/revistas/onc/vol13_2_03/onc 01297.htm

37. Trastornos de la voz. [En línea]: www.123teachme.com/learn_spanish/taxonomy/term/3.

38. Harrison. Principios de Medicina Interna. T1. Barcelona. 15ta edición; 2002. Pp: 660

39. Martínez Berganza; Asencio R; Fraile Rodrigo J. T.: Surgery of cancer of the larynx. Análisis of the result of our cases. An Otorrinolaringol. Ibero am 2002; 27(5): 445-55.

40. National Cancer Institute. Cáncer de la laringe (PDQ®): [Internet]. 2003. [Fecha de consulta 12 de Septiembre de 2003]. Disponible en: http://www.cancer.gov/cancerinfo/pdq/tratamiento/laringe/healthprofessional/

41. Wolfe V, Fitch J, Cornell R. Acoustic prediction of severity in commonly occurring voice problems. J Spech Hear Res 1995; 38 (2): 273-9

42. Martin D, Fitch J, Wolfe V. Pathologic voice type and the acoustic prediction of severity. J Speach Hear Res 1995; 38 (4): 765-71.

43. Ministerio de trabajo. Resolución conjunta Mintrab-Minsap No 2. Enfermedades profesionales. La Habana: MINTRAB, 1996.

44. Mario Aguilera Pareja. Patologías Laríngeas. Archivo vinculado. [En línea]: http://www.galenored.com/trabajos/archivos/401.pdf. 26/09/2007.

45. Taño González G: Incidencia del Cáncer Laringeo en la provincia de Camaguey [tesis]. Camaguey. Instituto Superior de Ciencias Medicas.1989.

46. Song F., Zang Q., Wang J: Partial Laringectomy for treatment of de laringeal cancer.1997.

47. Ogata A., Suzuki M., Tanaka K., Yumashita T., Ohba. T., Shinden S: Clinical examination to screen for laryngeal cancer. Oct 1999; 102 (10): 1090-7.

48. Tumores benignos de la Laringe. Dr. Horacio Marulanda. [En línea]: http://www.laringeyvoz.com/lesiones.htm-2005

49. Commings R.: Otolaryngology –Head and neck surgery. Baltimore: Mosby Years Book; 1993.

50. Díaz Martinez J. R., Cuevas Pérez I. Cancer de laringe. Oncología 2003; Vol 10 (3-4): 193-208.

51. Brener B. Marsha K. G., rakaws Ky E., Shuero. J. Sulker A., Gutman H: Laringeal carcinoma-epidemiological and clinical features: experiences of the Robin Medical Center. In Israel Oncol. Rep. 2002; Jan – Feb; 8 (1): 141-4.

52. Schelecht N., F. Franco E. L., Pintas J., Negassa A., Kowms Ki L. P., Oliveira BV, Curado M. P.: Interaction between tobaco and alcohol consumption and the nisk of cancer. Of the upper aerodigestive tract in Brazil. Am J. Epidemiol 2003. Dec 1; 150 (11): 1129-37.

53. Singh B., Alfonso A., Sabin S., Poluri A., Shaba A. R. Sundaram. K.; Locente F. E.: Out come differences in younger and older patients with laryngeal cancer: restrospective. Case-control study. Am. I. Otolaryngeal. 2000; Mar-Apr: 21 (2): 92-7.

54. Rubiery Junior U. Cecco nello I., Záfatle-Rubiero A. V. Zilberstein B., Pinotti H. W. Squamous cell carcinoma of the esophagus and multiple primary tumors of the upper aerodigestive trac. Arg. Gastroenterol. 1999. Oct.-Dec; 36 (4): 195-200.

55. Carmen G. G., Alfonso G. C., Javier R. Factores predisponentes. Universidad de Oviedo. 2007; Vol. 6: 417-420.

56. Cohn J. R., Sataloff R. T. Vocal disorders and the professional voiceuser: the allergist's role. Ann Allergy Astma Inmunol 2002; 74(5): 363-73.

57. Hábitos tóxicos. [En línea]: www.granma.cubaweb.cu/salud/consultas/html.

58. Alteraciones mucosa de la laringe. [En línea]: http://www.laryngoscope.com/pt/re/laryngoscope/abstract.2004

59. Examen físico Otorrinolaringológico. [En línea]: http://www.sld.cu/galerias/pdf/sitios/otorrino/cap.4_libro_1..pdf.

60. DeSanto LW: Cancer of the Supraglottic larynx: A review 260 patients Otolaryngol Head Neck Surg: 93:705.

61. Ogura JH, Sessions DG, Spector GJ:Analysis of Surgical Therapy for epidermoid carcinoma of the laryngeal glottis, laryngoscope. New York: lippicant co;1981; 85:1522.

62. McGavran MH, Baver WC, Ogura JH,: The incidence of cervical lymph node metastases from epidermoid carcinoma of the larynx and their relationship to certain characteristics of the primary tumor, cancer 2003; 14:55.

63. Cursos de Nasofibrolaringoscopia. En Cursos de nasofibrolaringoscopia, todo de nasofibrolaringoscopia, Información sobre nasofibrolaringoscopia. [En línea]: buscador.ofertaformativa.com/nasofibrolaringoscopia. 2004.

64. Nasofibrolaringoscopia Adulto. Especificaciones técnicas 2004. [En línea]: www.ips.gov.py

Anexo

Anexo I

ENCUESTA:

Objetivo: Valorar los criterios de inclusión y de exclusión.

Nombre:_____ H.C: _____

Edad: _____ Sexo: _____ Raza: _____

Factores predisponentes a la Disfonía Crónica:

PROFESIÓN

Trabajadores de fábricas expuestos a sustancias tóxicas o ruido intenso___
Profesionales de la voz (Maestros, cantantes, Abogados, Locutores) _____

HÁBITOS TÓXICOS

Fumador: Sí _____ No_____
Exfumador: Sí _____ No_____
Ingestión de bebidas alcohólicas: Sí _____ No_____

AFECCIONES DE VECINDAD

Sepsis oral: Sí _____ No_____
Rinopatía alérgica: Sí _____ No_____
Reflujo Gastro-esofágico: Sí _____ No_____
Sinusopatías: Sí _____ No_____
Otras: _____

SIGNOS MÁS FRECUENTES:

Adenopatía cervical: Sí _____ No_____

Craqueo Laríngeo: Sí _____ No_____

Infiltración tiroidea: Sí _____ No_____

Ingurgitación venosa: Sí_____ No_____

Tipos de afecciones laríngeas encontradas:

Malformaciones laríngeas congénitas o adquiridas: Sí _____ No_____

Laringitis crónicas: Sí _____ No_____

Leucoplasia laríngea: Sí _____ No_____

Cáncer laríngeo: Sí _____ No_____

Nódulos de cuerdas vocales: Sí _____ No_____

Pólipos de cuerdas vocales: Sí _____ No_____

Monocorditis: Sí _____ No_____

Papilomatosis laríngea: Sí _____ No_____

Mixedema de cuerdas vocales: Sí _____ No_____

Parálisis recurrencial: Sí _____ No_____

Quiste Laríngeo: Sí _____ No_____

Úlceras de contacto: Sí _____ No_____

Edema de Reinke: Sí _____ No_____

Tipos de complicaciones:

-Anestésica: Sí___ No___

¿Cuáles?_____

_____

-Traumáticas

- Edema Laríngeo: Sí___ No___
- Hematoma Laríngeo: Sí___ No___
- Desgarros de mucosa: Sí___ No___

-Hemorrágicas

- Epistaxis: Sí___   No___
- Ruptura de várices linguales: Sí___   No___

-Infecciosas

- Rinopatía bacteriana: Sí___   No___
- Epiglotitis: Sí___   No___

Tabla 1

Resultados de la nasofibrolaringoscopia video-asistida en pacientes portadores de disfonía crónica.

Hospital Clínico Quirurgico Docente"Dr.Ernesto Guevara de la Serna"

2007

Afecciones Laríngeas	No	%
Cáncer de Laringe	19	47.5
Laringitis Crónica	6	15
Parálisis Recurrencial	4	10
Pólipos Laríngeos	4	10
Nódulos de Cuerdas Vocales	2	5
Leucoplasia Laríngea	1	2.5
Papilomatosis Laríngeas	1	2.5
Mixedema de Cuerdas Vocales	1	2.5
Quiste Laríngeo	1	2.5
Úlceras de Contacto	1	2.5
TOTAL	40	100

Fuente: Encuesta

Tabla 1B

Resultados de la nasofibrolaringoscopia video-asistida en pacientes portadores de disfonía crónica. Distribución de los pacientes según Sexo.

Hospital Clínico Quirurgico Docente"Dr.Ernesto Guevara de la Serna"

2007

Afecciones Laríngeas	Masculino		Femenino		Total	
	No	%	No	%	No	%
Cáncer de Laringe	14	53.8	5	35.7	19	47.5
Laringitis Crónica	2	7.6	4	28.5	6	15
Parálisis Recurrencial	3	11.5	1	7.1	4	10
Pólipos Laríngeos	3	11.5	1	7.1	4	10
Nódulos de Cuerdas Vocales	-	-	2	14.2	2	5
Leucoplasia Laríngea	1	3.8	-	-	1	2.5
Papilomatosis Laríngeas	1	3.8	-	-	1	2.5
Mixedema de Cuerdas Vocales	-	-	1	7.1	1	2.5
Quiste Laríngeo	1	3.8	-	-	1	2.5
Úlceras de Contacto	1	3.8	-	-	1	2.5
TO	26		14		40	100

Fuente: Encuesta

33

Tabla 1A

Resultados de la nasofibrolaringoscopia video-asistida en pacientes portadores de disfonía crónica. Distribución de los pacientes según Grupos Etáreos.

Hospital Clínico Quirurgico Docente"Dr.Ernesto Guevara de la Serna"

2007

Fuente: Encuesta

Afecciones Laríngeas	Grupos Etáreos						Total	
	19 - 39		40 - 59		60 y más			
	No	%	No	%	No	%	No	%
Cáncer de Laringe	-	-	12	63.1	7	77.7	19	47.5
Laringitis Crónica	4	33.3	2	10.5	-	-	6	15
Parálisis Recurrencial	2	16.6	1	5.2	1	11.1	4	10
Pólipos Laríngeos	3	25	1	5.2	-	-	4	10
Nódulos de Cuerdas Vocales	1	8.3	1	5.2	-	-	2	5
Leucoplasia Laríngea	-	-	1	5.2	-	-	1	2.5
Papilomatosis Laríngeas	1	8.3	-	-	-	-	1	2.5
Mixedema de Cuerdas Vocales	-	-	-	-	1	11.1	1	2.5
Quiste Laríngeo	-	-	1	5.2	-	-	1	2.5
Úlceras de Contacto	1	8.3	-	-	-	-	1	2.5
TOTAL	12		19		9		40	100

Tabla 1c

Resultados de la nasofibrolaringoscopia video-asistida en pacientes portadores de disfonía crónica. Distribución de los pacientes según factores predisponentes.

Hospital Clínico Quirurgico Docente"Dr.Ernesto Guevara de la Serna"

2007

AFECCIONES LARÍNGEAS	FACTORES PREDISPONENTES										
	Hábitos Tóxicos		Profesión		Sepsis Oral		Reflujo Gastrosofágico		Sinusopatía		Rinitis Alérgica
	No.	%	No.	%	No.	%	No.	%	No.	%	No.	%
Cáncer de Laringe	19	73	3	20	10	76.9	11	73.3	1	16.6	6	66.6
Laringitis Crónica	1	3.8	6	40	2	15.3	1	6.6	3	50	3	33.3
Parálisis Recurrencial	2	7.6	1	6.6	-	-	-	-	-	-	-	-
Pólipos Laríngeos	2	7.6	2	13.3	-	-	1	6.6	1	16.6	-	-
Nódulos de Cuerdas Vocales	-	-	1	6.6	-	-	-	-	-	-	-	-
Leucoplasia Laríngea	1	3.8	-	-	-	-	1	6.6	-	-	-	-
Papilomatosis Laríngeas	-	-	-	-	-	-	-	-	1	16.6	-	-
Mixedema de Cuerdas Vocales	1	3.8	-	-	-	-	-	-	-	-	-	-
Quiste Laríngeo	-	-	1	6.6	1	7.6	-	-	-	-	-	-

Úlceras de Contacto		1	6.6	-	-	-	-	-	-	-	-
TOTAL	26	-	15	-	13	-	14	-	6	-	9	-

Fuente: Encuesta

GRÁFICO 1
Distribución de los pacientes portadores de Disfonía Crónica según color de la piel

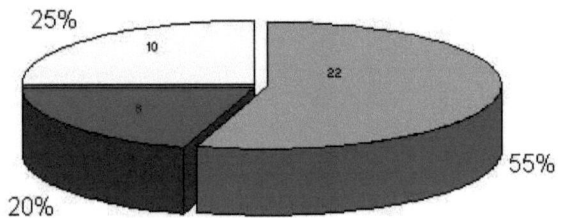

GRÁFICO 2
Distribución de los signos clínicos más frecuentes en pacientes con Disfonía Crónica

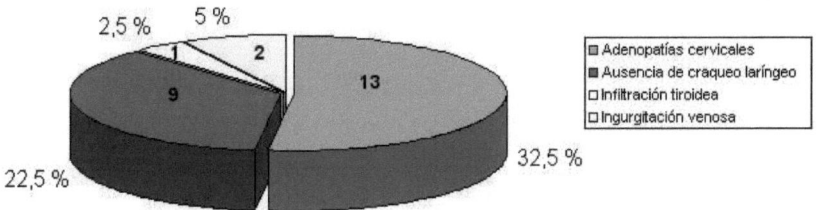

TABLA 2
Distribución de las complicaciones en relación al proceder.

Complicaciones	No	%
Anestésicas	-	-
Traumáticas	-	-
Hemorrágicas	1	2.5
Infecciosas	-	-
Total	1	2.5

Fuente: Encuesta

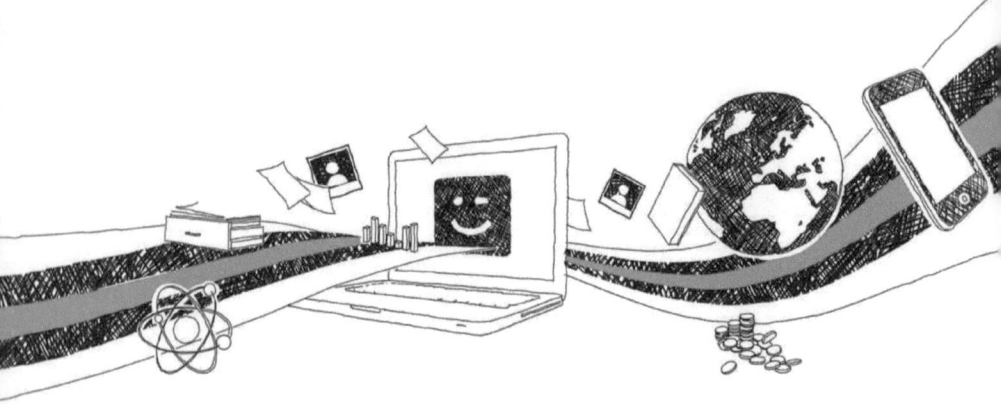
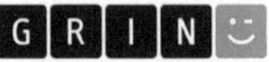